卫生消毒学实习指导

主　编　邵中军　付　婷

副主编　刘　昆

编　委（按姓名汉语拼音排序）

付　婷　贺　真　李　锐　刘　昆　龙　泳

陆振华　邵中军　严　敏　袁筱婕　张维璐

科学出版社

北　京

内 容 简 介

本书共分 6 章，内容包括常用消毒产品如含氯消毒剂、过氧化物类消毒剂、季铵盐类消毒剂的有效含量测定，以及常见物理消毒方法紫外线消毒效果评价、不同温度下消毒剂的杀灭时间实验和不同消毒对象的消毒效果评价。

本书具有实用性和可操作性，可作为预防医学、公共事业管理专业等医学类本科生的教学参考书籍，同时也适用于防疫消毒工作人员，是卫生消毒知识培训的好教材，还可作为大众学习和掌握卫生消毒知识的普及读物。

图书在版编目（CIP）数据

卫生消毒学实习指导/邵中军，付婷主编. —北京：科学出版社，2024.5
ISBN 978-7-03-078578-7

Ⅰ.①卫⋯　Ⅱ.①邵⋯②付⋯　Ⅲ.①公共场所–消毒　Ⅳ.① R126.4

中国国家版本馆 CIP 数据核字（2024）第 104270 号

责任编辑：王锞韫/责任校对：宁辉彩
责任印制：张　伟/封面设计：陈　敬

科 学 出 版 社 出版

北京东黄城根北街 16 号
邮政编码：100717
http://www.sciencep.com

固安县铭成印刷有限公司印刷
科学出版社发行　各地新华书店经销

*

2024 年 5 月第 一 版　开本：720×1000　1/16
2024 年 5 月第一次印刷　印张：6 1/2
字数：70 000

定价：35.00 元
（如有印装质量问题，我社负责调换）

前　言

　　消毒学是研究杀灭、去除和抑制外环境中病原微生物和其他有害微生物的理论、药物、器械与方法的科学。目的是利用物理、化学或者生物学的方法，消除各种外环境中可引起人和动物生病的少数有害微生物，控制造成经济损失的其他微生物，从而达到阻断传染病的传播与扩散，是保证人民身体健康的一项重要措施。

　　为了推进健康中国建设，坚定不移贯彻预防为主方针，健全预防为主的制度体系并强化实施，助力传染病的预防与控制工作的顺利开展，促进医学生及卫生从业人员对消毒工作的进一步了解，使其更好地掌握消毒技术，我们编写了《卫生消毒学实习指导》一书。

　　本书重点突出，便于读者阅读与参考，对卫生学常用消毒剂的原理及使用方法进行了概述，对消毒剂的有效含量测定步骤进行了汇编。由于水平有限，疏漏在所难免，敬请广大读者批评指正。

编　者

2024 年 4 月

目　　录

第一章　含氯消毒剂

含氯消毒剂是指溶于水后能产生次氯酸的消毒剂。其产品类型繁多，主要可以划分为有机化合物类和无机化合物类。含氯消毒剂属于高效消毒剂，具有广谱、高效、低毒的特性，但具有强烈的刺激性气味、对金属有腐蚀性、对织物有漂白作用，消毒效果受有机物影响较大，消毒液不稳定等特点。

一、主要含氯消毒剂的分类

含氯消毒剂的活性成分为次氯酸（hypochlorous acid，HOCl），溶质一般为次氯酸、次氯酸钠（NaClO）、氯气（Cl_2）、二氧化氯（ClO_2）、次氯酸钙（CaClO）、二氯异氰尿酸钠（$C_3Cl_2N_3NaO_3$）、三氯异氰尿酸（$C_3O_3N_3Cl_3$）等含氯化合物。其杀菌作用与有效氯浓度成正比，降低消毒液的 pH 能够提高其杀菌作用。含氯消毒剂（表 1-1）被广泛用于自来水、污水和冷却循环水的消毒，以及医疗机构、养殖场、食品加工厂和家庭的卫生消毒与清洁。

表 1-1　含氯消毒剂的种类和使用范围

含氯消毒剂种类	成分	使用范围
液氯	氯气	工业水、饮用水、漂白、纺织、制药、化工
含氯消毒泡腾片	三氯异氰尿酸	家庭、宾馆、医院、养殖、环境消毒
84 消毒液	次氯酸钠	环境消毒和公共场所消毒

实验记录页

含氯消毒剂种类	成分	使用范围
漂白粉	次氯酸钙	游泳池、工业循环水、饮用水
优氯净	二氯异氰尿酸钠	环境消毒和公共场所消毒

二、消毒原理

虽然这些场所使用的含氯消毒剂溶质各不相同，但它们的有效成分都是次氯酸。次氯酸的氧化作用是最主要的杀菌消毒机制，即含氯消毒剂在水中形成次氯酸，作用于菌体蛋白质。次氯酸可与细菌细胞壁发生作用，且分子量小，不带电荷，因此易于通过扩散作用穿透细菌表面的保护层进入细菌内部与蛋白质发生氧化作用或破坏其磷酸脱氢酶，使其代谢失调而造成细菌死亡，从而达到杀菌和消毒的目的。

三、影响消毒的因素

1. 浓度和作用时间　药物浓度越高，作用时间越长，杀菌效果越好。

2. 酸碱度　pH 越低，消毒作用效果越强。其原因在于含氯消毒剂的消毒作用主要依赖于溶液中未分解的次氯酸浓度，而溶液 pH 越低，则水解反应释放更多的次氯酸；随着 pH 上升，越来越多的次氯酸分解成氢和次氯酸根离子，次氯酸的含量降低，而失去消毒作用。

3. 温度　在适当范围内升高温度能够加强消毒作用。但对于

实验记录页

主要成分为次氯酸钠的含氯消毒剂加热会导致其分解，使消毒效果降低。

4. 有机物　有机物的存在会消耗有效氯，影响其消毒作用，尤其对低浓度消毒剂（液）的影响比较明显。

5. 还原性物质　硫代硫酸盐、含氨基化合物、硫化物等还原性物质，可降低其消毒作用，在消毒污水时应该予以注意。

四、含氯消毒剂的使用方法

1. 消毒剂（液）配制根据有效氯含量，用蒸馏水将含氯消毒剂配制成所需浓度溶液。

2. 使用方法　常用的消毒方法有浸泡法、擦拭法、喷洒法与干粉消毒法等。

（1）浸泡法。将待消毒的物品放入装有含氯消毒剂溶液的容器中，加盖。被细菌繁殖体污染的物品，用含有效氯500mg/L的消毒剂浸泡10min以上；对经血传播病原体、分枝杆菌和细菌芽孢污染物品的消毒，用含有效氯2000～5000mg/L消毒剂浸泡30min以上。

（2）擦拭法。对大件物品或其他不能用浸泡法消毒的物品用擦拭法消毒。消毒所用药物浓度和作用时间参见浸泡法。

（3）喷洒法。对一般污染的物品表面，用1000mg/L的消毒剂均匀喷洒，作用30min以上；对经血传播病原体、分枝杆菌等污染表面的消毒，用含有效氯2000mg/L的消毒剂均匀喷

实验记录页

洒，作用 60min 以上。喷洒后有强烈的刺激性气味，人员应离开现场。

（4）干粉消毒法。对排泄物的消毒，用含氯消毒剂干粉加入排泄物中，使含有效氯 10 000mg/L，略加搅拌后，作用 2～6h；对医院污水的消毒，用干粉按有效氯 50mg/L 用量加入污水中，余氯应大于 6.5mg/L，并搅拌均匀，作用 2h 后排放。

五、含氯消毒剂的使用注意事项

1. 粉剂应于阴凉处避光、防潮、密封保存；水剂应于阴凉处避光、密闭保存。所需作业溶液应现配现用。

2. 配制漂白粉等粉剂溶液时，应戴口罩，戴手套。

3. 未加防锈剂的含氯消毒剂对金属有腐蚀性，不应做金属器械的消毒；加防锈剂的含氯消毒剂对金属器械消毒后，应用无菌蒸馏水冲洗干净，并擦干后使用。

4. 对织物有腐蚀和漂白作用，不应做有色织物的消毒。

5. 用于消毒餐具，应及时用清水冲洗。

6. 消毒时，若存在大量有机物时，应提高使用浓度或延长作用时间。

7. 用于污水消毒时，应根据污水中还原性物质含量适当增加浓度。

随着新冠感染在全球的暴发，为了防止感染扩散，全国各地都在组织开展大规模的环境卫生消毒活动，消毒剂的需求量和消

实验记录页

耗量大幅增加。含氯消毒剂是使用范围最广，同样也是使用量最多的一类消毒剂。

第一节 84消毒液的有效含量测定

实验目的

1. 了解84消毒液有效氯含量的测定原理。

2. 掌握84消毒液有效氯含量的测定方法。

实验原理

84消毒液是一种以次氯酸钠（NaClO）为主要成分的高效消毒剂，它的灭菌消毒能力用有效氯（OCl⁻）衡量，有效氯含量越高，消毒能力越强；反之，消毒能力越弱。因此，测定84消毒液中有效氯的含量是检测其是否合格的一项重要指标。一般情况下，有效氯的含量为5%～8%。

间接碘量法是测定有效氯的经典方法，具有操作简单、滴定终点明显、误差较小等优点。其中包含的反应过程有：

$$Cl_2 + 2KI \Longrightarrow 2KCl + I_2$$

$$OCl^- + Cl^- + 2H^+ \Longrightarrow H_2O + Cl_2$$

$$Cl_2 + 2I^- \Longrightarrow 2Cl^- + I_2$$

$$2Na_2S_2O_3 + I_2 \Longrightarrow 2NaI + Na_2S_4O_6$$

碘还原滴定法是在酸性溶液中有效氯氧化碘化钾，释放出游离碘，再以硫代硫酸钠滴定液与游离碘反应。根据硫代硫酸钠滴定液用量，计算有效氯含量。

实验记录页

由上述反应，可根据 $Na_2S_2O_3$ 的消耗量计算出有效氯含量：

$$W(Cl) = CV_{st} \times \frac{0.035\,45}{V} \times 100\%$$

式中：$W(Cl)$ 是 84 消毒液中有效氯的质量分数（%），C 是硫代硫酸钠标准溶液的浓度（mol/L），V_{st} 是硫代硫酸钠标准溶液的体积（ml），V 是碘量瓶中所含消毒剂原药体积（ml），0.035 45是与 1ml 1mol/L $Na_2S_2O_3$ 标准溶液相当的氯的质量（g）。

实验材料

实验器材：100ml 碘量瓶，称量瓶，量筒（20ml、10ml、5ml），50ml 烧杯，容量瓶 100ml，具塞磨口锥形瓶，酸式滴定管，棕色试剂瓶，移液管 25ml，滤纸，吸耳球，0.0001g 分析天平，0.1g电子秤。

实验试剂：2mol/L 硫酸，100g/L 碘化钾溶液，5g/L 可溶性淀粉溶液（配制），0.1mol/L 硫代硫酸钠滴定液（配制并标定），84 消毒液。

实验流程

1. 用移液管吸取 10ml 84 消毒液，置于 100ml 容量瓶中，加蒸馏水至刻度线，混匀。

2. 称量瓶需用蒸馏水洗 3 次，洗液全部转入容量瓶。

3. 向 100ml 碘量瓶中加入 2mol/L 硫酸 10ml，100g/L 碘化钾溶液 10ml 和混匀的步骤 1 中的消毒剂稀释液 10ml，此时，溶液出现棕色。

实验记录页

4. 盖上盖并振荡摇匀后加蒸馏水数滴于碘量瓶盖缘，置于暗处 5min。

5. 打开盖，让盖缘蒸馏水流入瓶内。

6. 用硫代硫酸钠滴定液（使用 25ml 酸式滴定管）滴定游离碘，边滴定边摇匀。

7. 待溶液呈淡黄色时，加入 5g/L 可溶性淀粉溶液数滴，溶液立即变为蓝色。

8. 继续滴定至蓝色消失，记录用去的硫代硫酸钠滴定液总量，并将滴定结果用空白实验校正。若空白实验中有硫代硫酸钠的消耗，则将滴定用于硫代硫酸钠的体积数减去空白实验消耗体积数，代入公式计算（重复测量 3 次，取 3 次平均值进行计算）。

9. 计算。

$$有效氯含量（g/L）= \frac{C \times V_{st} \times 0.035\,45}{V} \times 100\%$$

式中：C 为硫代硫酸钠滴定液浓度（mol/L），V_{st} 是硫代硫酸钠标准溶液消耗体积（ml），V 是碘量瓶中 84 消毒液体积数（ml）。

实验注意事项

1. 在实验过程中为防止 I_2 挥发、造成结果偏低，通常采用的措施有三种：使用碘量瓶或带磨口塞的锥形瓶；加入过量的 KI（一般过量 2～3 倍），增大 I_2 的溶解度；低于室温且避光反应 5～10min。

实验记录页

2. 在滴定过程中要保证在中性或弱酸性溶液中及低温（＜25℃）下进行；氧化析出的 I_2 必须立即进行滴定，以减少 I^- 与空气的接触；淀粉溶液应用新鲜配制的，若放置过久，则与 I_2 形成的配合物不呈蓝色而呈紫红色，导致在用硫代硫酸钠滴定终点时不敏锐。

3. 在配制硫代硫酸钠溶液时，为除去水中的二氧化碳和杀死细菌，应用新煮沸并冷却了的蒸馏水溶液（需保存在棕色瓶中放置于暗处经 8～14d 后再标定）。

4. 在以淀粉作指示剂时应先以硫代硫酸钠溶液滴定至浅黄色，再加入淀粉指示剂，用硫代硫酸钠溶液继续滴定至蓝色恰好消失即为终点。淀粉指示剂若加入太早，则大量的 I_2 与淀粉结合成蓝色物质，这一部分碘就不容易与硫代硫酸钠反应，以致滴定发生误差。滴定至终点后几分钟，溶液又会出现蓝色，这是由空气氧化 I^- 所引起的。

溶液配制

1. 硫代硫酸钠（$Na_2S_2O_3$）滴定液

（1）配制 0.1mol/L 硫代硫酸钠滴定液时，称取 $Na_2S_2O_3 \cdot 5H_2O$ 26g，加无水碳酸钠 0.20g，用蒸馏水溶解成 1000ml，摇匀。装于棕色玻璃瓶中，置暗处，30d 后经过滤并标定其浓度。

（2）标定浓度时，称取经 120℃烘干至恒重的基准重铬酸钾 0.15g（精确至 0.0001g），置于 250ml 碘量瓶中，加蒸馏水 50ml

实验记录页

溶解。加 2mol/L 硫酸 15ml 和 200g/L 碘化钾溶液 10ml，盖上盖并混匀，加蒸馏水数滴于碘量瓶盖缘，置暗处 10min 后再加蒸馏水 90ml。在室温 20～25℃，用装于 50ml 滴定管中的硫代硫酸钠滴定液滴定至溶液呈淡黄色，加 5g/L 淀粉溶液 10 滴（溶液立即变蓝），继续滴定到溶液由蓝色变成亮绿色。记录硫代硫酸钠滴定液总毫升数，并将滴定结果用空白实验校正。若空白实验中有硫代硫酸钠消耗，则将滴定用去的硫代硫酸钠滴定液毫升数减去空白实验中其用量，得校正后的硫代硫酸钠滴定液毫升数。因为 1mol/L 硫代硫酸钠滴定液 1ml 相当于 0.049 03g 重铬酸钾，故可按下式计算硫代硫酸钠滴定液浓度：

$$C\,(\mathrm{mol/L}) = \frac{m}{0.049\,03 \times V}$$

式中：C 为硫代硫酸钠滴定液浓度（mol/L），m 为碘量瓶中重铬酸钾质量（g），V 为硫代硫酸钠滴定液（减空白）体积（ml）。

（3）用 0.05mol/L 硫代硫酸钠滴定液时，在临用前于容量瓶中加蒸馏水稀释 0.1mol/L 该液制成。必要时可标定其浓度。配制的碘化钾溶液及所用碘化钾易被空气氧化，每次取后应及时加盖。一旦变成黄色即不可再用。

2. 可溶性淀粉溶液（5g/L）　称取 0.5g 淀粉，加 5ml 水使之呈糊状，一边搅拌一边将糊状物加入 90ml 沸腾的水中，冷却，再稀释到 100ml，取上层澄清溶液。

实验记录页

第二节　含氯消毒泡腾片的有效含量测定

实验目的

1. 了解含氯消毒泡腾片有效氯含量的测定原理。

2. 掌握含氯消毒泡腾片有效氯含量的测定方法。

实验原理

含氯消毒泡腾片主要有效成分为三氯异氰尿酸（TCCA）。三氯异氰尿酸遇水逐渐分解，产生次氯酸。是一种优良的氧化剂，具有较强的杀灭细菌及脱色能力。与传统氯化剂（漂白粉、液氯）相比，具有有效氯含量高，储存运输稳定，成型和使用方便，杀菌能力强，在水中释放有效氯时间长等特点。通常其有效氯含氯为 45%～55%（W/W）。

可使用碘量法对其有效氯进行测定：碘还原滴定法是在酸性溶液中有效氯氧化碘化钾，释放出游离碘，再以硫代硫酸钠滴定液与游离碘反应。根据硫代硫酸钠滴定液用量，计算有效氯含量。

由上述反应，可根据 $Na_2S_2O_3$ 的消耗量计算出有效氯含量：

$$W\,(\mathrm{Cl})=CV\times\frac{0.035\,45}{m}\times100\%$$

式中：W（Cl）是 84 消毒液中有效氯的质量分数（%），C 是硫代硫酸钠标准溶液的浓度（mol/L），V 是硫代硫酸钠标准溶液的体积（ml），m 是碘量瓶中所含消毒剂原药质量（g），0.035 45 是与 1ml 1mol/L $Na_2S_2O_3$ 标准溶液相当的氯的质量（g）。

实验记录页

实验材料

实验器材：100ml 碘量瓶，称量瓶，量筒（20ml、10ml、5ml），50ml 烧杯，容量瓶 100ml，具塞磨口锥形瓶，酸式滴定管，棕色试剂瓶，移液管 25ml，滤纸，吸耳球，0.0001g 分析天平，0.1g 电子秤，研钵。

实验试剂：2mol/L 硫酸，10% 碘化钾溶液，0.5% 可溶性淀粉溶液（配制），0.1mol/L 硫代硫酸钠滴定液（配制并标定），含氯消毒泡腾片。

实验流程

1. 将固体含氯消毒泡腾片置于研钵中研磨后，称取 1g（精确至 0.001g）使用少量水溶解充分，转入 100ml 容量瓶中，加蒸馏水至刻度线，混匀。

2. 使用的研钵需要用蒸馏水洗 3 次，洗液全部转入容量瓶。

3. 向 100ml 碘量瓶中加入 2mol/L 硫酸 10ml，10% 碘化钾溶液 10ml 和混匀的步骤 1 中的消毒剂稀释液 10ml，此时，溶液出现棕色。

4. 盖上盖并振荡摇匀后加蒸馏水数滴于碘量瓶盖缘，置于暗处 5min。

5. 打开盖，让盖缘蒸馏水流入瓶内。

6. 用硫代硫酸钠滴定液（使用 25ml 酸式滴定管）滴定游离碘，边滴定边摇匀。

7. 待溶液呈淡黄色时，加入 0.5% 可溶性淀粉溶液数滴，溶

实验记录页

液立即变为蓝色。

8. 继续滴定至蓝色消失，记录用去的硫代硫酸钠滴定液总量，并将滴定结果用空白实验校正。若空白实验中有硫代硫酸钠的消耗，则将滴定用于硫代硫酸钠的体积数减去空白实验消耗体积数，代入公式计算（重复测量 3 次，取 3 次平均值进行计算）。

9. 计算。

$$有效氯含量（\%）=\frac{C \times V_{st} \times 0.035\,45}{m} \times 100\%$$

式中：C 为硫代硫酸钠滴定液浓度（mol/L），V_{st} 是硫代硫酸钠标准溶液消耗体积（ml），m 为碘量瓶中所含消毒泡腾片原有药质量（g）。

实验记录页

第二章 过氧化物类消毒剂

过氧乙酸、过氧化氢为常见的过氧化物类消毒剂。其中，过氧乙酸的杀菌能力最强，使用最广泛。优点：可分解为无毒成分，无残留毒性，易溶于水。缺点：易分解，不稳定，对物品有一定漂白和腐蚀作用。

一、过氧化物类消毒剂分类

（一）过氧乙酸

过氧乙酸具有广谱、高效、低毒、对金属及织物有腐蚀性，受有机物影响大，稳定性差等特点。

1. 适用范围 用于耐腐蚀物品、环境及皮肤等的消毒与灭菌。

2. 使用方法 对于二元包装的过氧乙酸，使用前按产品使用说明书要求将 A、B 两液混合，过夜放置后方可使用。

3. 消毒处理 常用消毒方法有浸泡、擦拭、喷洒等。

（1）浸泡法：将待消毒的物品放入装有过氧乙酸的容器中，加盖。对一般污染物品的消毒，用 0.05%（500mg/L）过氧乙酸溶液浸泡；对细菌芽孢污染物品的消毒用 1%（10 000mg/L）过氧乙酸浸泡 5min，灭菌时，浸泡 30min。然后，诊疗器材用无菌蒸馏水冲洗干净并擦干后使用。

实验记录页

（2）擦拭法：对大件物品或其他不能用浸泡法消毒的物品用擦拭法消毒。消毒所有药物浓度和作用时间参见浸泡法。

（3）喷洒法：对一般污染表面的消毒用 0.2%～0.4%（2000～4000mg/L）过氧乙酸喷洒作用 30～60min。

4. 注意事项

（1）过氧乙酸不稳定，应储存于通风阴凉处，用前应测定有效含量，原液浓度低于 12% 时禁止使用。

（2）稀释液临用前配制。

（3）配制溶液时，忌与碱或有机物相混合。

（4）过氧乙酸对金属有腐蚀性，对织物有漂白作用。金属制品与织物经浸泡消毒后，及时用清水冲洗干净。

（5）消毒被血液、脓液等污染的物品时，需适当延长作用时间。

（6）使用浓溶液时，谨防溅入眼内或皮肤黏膜上，一旦溅上，及时用清水冲洗。

（二）过氧化氢

过氧化氢属高效消毒剂，具有广谱、高效、速效、无毒、对金属及织物有腐蚀性，受有机物影响很大，纯品稳定性好，稀释液不稳定等特点。

1. 适用范围　适用于丙烯酸树脂制成的外科埋植物、隐形眼镜、不耐热的塑料制品、餐具、服装、饮水和空气等消毒和口腔含漱、外科伤口清洗。

实验记录页

2. 使用方法　消毒剂（液）配制根据有效含量用去离子水将过氧化氢稀释成所需浓度。

3. 消毒处理　常用消毒方法有浸泡、擦拭等。

（1）浸泡法：将清洗、晾干的待消毒物品浸没于装有 3% 过氧化氢的容器中，加盖，浸泡 30min。

（2）擦拭法：对大件物品或其他不能用浸泡法消毒的物品用擦拭法消毒。所有药物浓度和作用时间参见浸泡法。

（3）其他方法：用 1.0%～1.5% 过氧化氢漱口；用 3% 过氧化氢冲洗伤口；复方过氧化氢空气消毒剂喷雾等。

4. 注意事项

（1）过氧化氢应储存于通风阴凉处，用前应测定有效含量。

（2）稀释液不稳定，临用前配制。

（3）配制溶液时，忌与还原剂、碱、碘化物、高锰酸钾等强氧化剂相混合。

（4）过氧化氢对金属有腐蚀性，对织物有漂白作用。

（5）消毒被血液、脓液等污染的物品时，需适当延长作用时间。

（6）使用浓溶液时，谨防溅入眼内或皮肤黏膜上，一旦溅上，及时用清水冲洗。

二、消毒原理

过氧化物类消毒剂的消毒机制，主要依靠强大的氧化能力

实验记录页

而杀灭微生物。过氧化氢（H_2O_2）可在水中形成氧化能力强的自由羟基，破坏蛋白质的基础分子结构。过氧乙酸（CH_3COOOH）既具有酸的特性，又具有氧化剂的特点，通过氧化作用使酶失去活性，同时酸性可以改变细菌的 pH 而损伤微生物。

三、影响消毒的因素

（一）浓度与作用时间

消毒杀菌时间随浓度的增加与作用的延长而加强。

（二）有机物

可降低其消毒效果。对过氧乙酸杀灭细菌繁殖体的影响大于对其杀灭细菌芽孢的影响。

（三）温度

温度低可减弱过氧乙酸与过氧化氢的消毒能力。但是，即使温度低至 −20℃，过氧乙酸仍有一定的杀菌作用。

（四）还原性物质

（五）相对湿度

空气中的相对湿度对过氧乙酸蒸气消毒效果有影响。相对湿度在 40%～80% 时，有较为明显的杀菌作用，其中以 80% 最好，相对湿度低至 20%，杀菌作用微弱。

实验记录页

第一节 过氧乙酸的有效含量测定

实验目的

1. 了解过氧乙酸有效含量的测定原理。

2. 掌握过氧乙酸浓度的测定方法。

实验原理

该实验属于改良的碘还原滴定法。

在酸性溶液中，用高锰酸钾将混于过氧乙酸溶液中的过氧化氢氧化分解，再以碘还原滴定法测定过氧乙酸含量。

$$2KMnO_4 + 3H_2SO_4 + 5H_2O_2 \rule[0.5ex]{1.5em}{0.4pt}\rule[0.5ex]{1.5em}{0.4pt} 2MnSO_4 + K_2SO_4 + 5O_2 + 8H_2O$$

$$2KI + 2H_2SO_4 + CH_3COOOH \rule[0.5ex]{1.5em}{0.4pt}\rule[0.5ex]{1.5em}{0.4pt} 2KHSO_4 + CH_3COOH + H_2O + I_2$$

$$I_2 + 2Na_2S_2O_3 \rule[0.5ex]{1.5em}{0.4pt}\rule[0.5ex]{1.5em}{0.4pt} 2NaI + Na_2S_4O_6$$

由上述反应，可根据 $Na_2S_2O_3$ 的消耗量计算过氧乙酸含量：

$$过氧乙酸含量（g/ml）= CV_{st} \times \frac{0.038\,03}{V} \times 100\%$$

式中：C 是硫代硫酸钠标准溶液的浓度（mol/L），V_{st} 是硫代硫酸钠标准溶液的体积（ml），V 是碘量瓶中所含过氧乙酸样液体积数（ml），0.038 03 是与 1ml 1mol/L $Na_2S_2O_3$ 标准溶液相当的过氧乙酸的质量（g）。

实验材料

实验器材：100ml 碘量瓶，称量瓶，量筒（20ml、10ml、5ml），50ml 烧杯，容量瓶 100ml，具塞磨口锥形瓶，酸式滴定管，

实验记录页

棕色试剂瓶,移液管 25ml,滤纸,吸耳球,0.0001g 分析天平,0.1g 电子秤。

实验试剂:2mol/L 硫酸,100g/L 碘化钾,0.01mol/L 高锰酸钾,100g/L 硫酸锰,30g/L 钼酸铵,5g/L 淀粉,0.05mol/L 硫代硫酸钠滴定液(配制并标定),待测过氧乙酸溶液。

实验流程

1. 取 4ml 的过氧乙酸待测液,置于 100ml 容量瓶中,使用蒸馏水稀释至刻度线处,混匀。

2. 向 100ml 碘量瓶中加入 2mol/L 硫酸 5ml,100g/L 硫酸锰 3 滴,步骤 1 中混匀的过氧乙酸稀释液 5ml,摇匀并且使用 0.01mol/L 高锰酸钾滴定至溶液呈现粉红色。

3. 随后加入 100g/L 碘化钾溶液 10ml,30g/L 钼酸铵 3 滴,摇匀并用 0.05mol/L 硫代硫酸钠滴定液(装于 25ml 酸式滴定管中)滴定至淡黄色。

4. 加入 5g/L 淀粉溶液 3 滴(溶液立即变为蓝色),继续使用硫代硫酸钠滴定至蓝色消失,记录硫代硫酸钠滴定液的使用量。

5. 重复 3 次,取 3 次平均值进行计算。

6. 计算。

$$过氧乙酸含量(g/ml) = CV_{st} \times \frac{0.038\,03}{V} \times 100\%$$

式中:C 是硫代硫酸钠标准溶液的浓度(mol/L),V_{st} 是硫代硫酸钠标准溶液的体积(ml),V 是碘量瓶中所含过氧乙酸样液体积

实验记录页

数（ml），0.038 03 是与 1ml 1mol/L Na$_2$S$_2$O$_3$ 标准溶液相当的过氧乙酸的质量（g）。

实验注意事项

1. 配制的碘化钾溶液及所用碘化钾易被空气氧化，每次取后应及时加盖。一旦变成黄色即不可再用。

2. 用硫代硫酸钠溶液滴定需加淀粉溶液时，一定待溶液至淡黄色再加。过早加淀粉，溶液中多量的游离碘易与淀粉生成过多的碘淀粉吸附产物，影响实验结果的准确。

溶液配制

高锰酸钾（KMnO$_4$）滴定液

1. 配制 0.02mol/L 高锰酸钾滴定液时，称取 3.2g 高锰酸钾，溶于 1000ml 蒸馏水中，煮沸 15min。冷后装于玻璃瓶中，严密塞上塞子。静置 2d 后，用垂熔玻璃滤器滤过，将滤液混匀，装瓶保存。

2. 标定浓度时，称取经 105℃烘干至恒重的基准草酸钠 0.2g（精确至 0.0001g），置烧杯中，加蒸馏水 250ml 与硫酸 10ml，搅拌使溶解。自 50ml 滴定管中迅速加入高锰酸钾滴定液约 25ml，待褪色后，置水浴上加热至 65℃。继续用高锰酸钾滴定液滴定至溶液显微红色并持续 30s 不褪色时（此时液温仍＞55℃），记录用去的高锰酸钾滴定液毫升数。因 1mol/L 高锰酸钾滴定液 1ml 相当于 0.3350g 草酸钠，用下式计算其浓度：

实验记录页

$$C\left(\text{mol}/\text{L}\right)=\frac{m}{0.3350\times V}$$

式中：C 为高锰酸钾滴定液浓度（mol/L），m 为草酸钠质量（g），V 为高锰酸钾滴定液体积（ml）。

第二节　过氧化氢有效含量测定

实验目的

1. 了解过氧化氢有效含量的测定原理。

2. 掌握过氧化氢含量的测定方法。

实验原理

该实验采用氧化还原滴定法。

在酸性溶液中，过氧化氢遇到高锰酸钾时，其还原剂作用，被氧化分解。根据与过氧化氢反应的高锰酸钾滴定液用量，计算过氧化氢含量。

$$2KMnO_4 + 5H_2O_2 + 3H_2SO_4 \Longrightarrow 2MnSO_4 + K_2SO_4 + 5O_2 + 8H_2O$$

由上述反应，可根据高锰酸钾的消耗量计算过氧化氢含量：

$$\text{过氧化氢含量}\left(\text{g}/\text{ml}\right)=CV_{pp}\times\frac{0.085\,05}{V}\times100\%$$

式中：C 是高锰酸钾标准溶液的浓度（mol/L），V_{pp} 是高锰酸钾标准溶液的体积（ml），V 是碘量瓶中所含过氧化氢样液体积数（ml），0.085 05 是与 1ml 1mol/L 高锰酸钾标准溶液相当的过氧化氢的质量（g）。

KMnO$_4$ 自身作指示剂。滴定开始时反应速度较慢，随着

实验记录页

Mn^{2+} 的生成，在自动催化作用下，速度会加快。市场销售的 H_2O_2 溶液浓度过高（通常 30% 左右），应进行 100 倍稀释后再进行测定。

实验材料

实验器材：100ml 碘量瓶，称量瓶，量筒（20ml、10ml、5ml），50ml 烧杯，容量瓶 100ml，具塞磨口锥形瓶，酸式滴定管，棕色试剂瓶，移液管 25ml，滤纸，吸耳球，0.0001g 分析天平，0.1g 电子秤。

实验试剂：2mol/L 硫酸，100g/L 硫酸锰，0.02mol/L 高锰酸钾滴定液，待测过氧化氢溶液。

实验流程

1. 取 1ml 的过氧化氢待测液，置于 100ml 容量瓶中，使用蒸馏水稀释至刻度线处，混匀。

2. 向 100ml 碘量瓶中加入 2mol/L 硫酸 20ml，100g/L 硫酸锰 3 滴，步骤 1 中混匀的过氧乙酸稀释液 10ml，摇匀。

3. 用 0.02mol/L 高锰酸钾滴定液（装于 25ml 酸式滴定管中）滴定至溶液呈现粉红色。

4. 记录高锰酸钾滴定液的使用量。

5. 重复 3 次，取 3 次平均值进行计算。

6. 计算 因 1mol/L 高锰酸钾标准溶液相当于 0.085 05g 过氧化氢，故可按照以下公式计算过氧化氢含量：

实验记录页

$$过氧化氢含量（g/ml）= CV_{pp} \times \frac{0.085\,05}{V} \times 100\%$$

式中：C 是高锰酸钾标准溶液的浓度（mol/L），V_{pp} 是高锰酸钾标准溶液的体积（ml），V 是碘量瓶中所含过氧化氢样液体积数（ml）。

实验记录页

第三章　季铵盐类消毒剂

季铵盐类消毒剂是指用具有消毒作用的季铵盐类化合物为有效成分制成的消毒剂。其是一种阳离子表面活性剂的代表。季铵盐上四个取代基团通过共价键直接与氮原子相连，阴离子在烷基化试剂作用下通过离子键与氮原子相连。通过离子键与氮原子相连的多为卤素阴离子或酸根，以氯和溴最为常见。由于其低浓度有效、副作用小、无色、无气味、低毒安全，被广泛用作外科手术和医疗器械的杀菌消毒剂，皮肤黏膜消毒，环境物品消毒，家庭个人、公共卫生和硬表面的洗涤消毒剂。

一、季铵盐类消毒剂的分类

季铵盐类消毒剂主要包括单链季铵盐类消毒剂、双链季铵盐类消毒剂以及复方季铵盐消毒剂。单链季铵盐类消毒剂以苯扎氯铵为例，具有良好的泡沫性和化学稳定性，耐热、耐光，呈无色或浅黄色黏稠液体，有芳香气味并带苦杏仁味。此类季铵盐消毒剂属于低效消毒剂，只能杀灭细菌和部分真菌，对带孢子的真菌无效。双链季铵盐类消毒剂以二癸基二甲基溴化铵为例，由于其结构中包含一个亲水基和两个亲油基，使其具有较好的成胶束性和更强的降低表面张力的能力，能增加它们的水溶性，即使在水质硬度较大的情况下也呈现相当好的溶解性，表现出较好的稳定

实验记录页

性。此类季铵盐消毒剂属于中效消毒剂，可以杀灭细菌、真菌、亲酯病毒，但对芽孢无效。复方季铵盐是指由季铵盐与其他至少一种非季铵盐成分进行配制，杀菌性能和安全性必须优于组成季铵盐，目前已知的复方季铵盐产品是由六亚甲基四胺和苯扎溴铵的复方，可以杀灭细菌、真菌、芽孢和病毒，属于高效消毒剂，而且无毒、无刺激、稳定性好。

二、消毒原理

季铵盐的杀菌机制是通过阴阳离子基团之间在空间结构中产生线性吸引力或非线性剪切力，拉伸或扭转微生物细胞，以改变微生物细胞的细胞膜通透性，使得微生物细胞内物质向细胞外迁移，从而导致微生物失活，所以其碳链的数量及长短就决定了杀菌效能的高低。碳链数量越多，吸引力和剪切力越强，杀菌效能就越高，即双链季铵盐杀菌效能大于单链季铵盐。碳链越短，吸引力和剪切力越强，杀菌效能就越高，当碳链小于12碳时，季铵盐具备杀菌作用，当碳链大于14碳时，季铵盐就没有了杀菌作用，而是用于纺织品的柔顺调理。

三、影响消毒的因素

1. 有机物　有机物质如血清等能降低季铵盐类消毒剂的杀菌浓度，因此消毒前应去除物品上附着的有机物质。

2. 酸碱度　pH 越低，所需的消毒浓度越高。

实验记录页

3. 温度　在一定的范围内，温度越高，消毒效果越好。

4. 拮抗物质　季铵盐类消毒剂是阳离子表面活性剂，与阴离子表面活性剂（如肥皂、洗衣粉等洗涤剂）有拮抗作用。若两者相遇可使阳离子和阴离子互相吸引而结合，则使该消毒剂杀菌能力丧失。

5. 吸附　本类消毒剂易吸附于各种物体表面，尤其对织物进行浸泡消毒时吸附量较大，可影响其在随后溶液中的浓度。

四、季铵盐类消毒剂的使用方法

1. 皮肤消毒　单链季铵盐消毒剂 500～1000mg/L，皮肤擦拭或浸泡消毒，作用时间 3～5min，或用双链季铵盐 500mg/L，擦拭或浸泡消毒，作用时间 2～5min。

2. 黏膜消毒　用 500mg/L 单链季铵盐作用时间 3～5min，或用双链季铵盐 100～500mg/L，作用时间 1～3min。

3. 环境表面消毒　根据污染微生物的种类选择用双链还是用单链季铵盐消毒剂，一般用 1000～2000mg/L，浸泡、擦拭或喷洒消毒，作用时间 30min。

第一节　苯扎溴铵有效含量的测定

实验目的

1. 了解苯扎溴铵有效含量的测定原理。

2. 掌握苯扎溴铵有效含量的测定方法。

实验记录页

实验原理

该实验采用复分解反应、酸碱指示滴定法。

在碱性水溶液中，带正电的苯扎溴铵与带负电的溴酚蓝酸性染料指示剂相互作用而形成蓝色离子对化合物，该蓝色化合物易溶于水，而不溶于氯仿。由于此蓝色化合物不如四苯硼钠与苯扎溴铵间形成的化合物稳定，故利用此物质将溴酚蓝作为以四苯硼钠滴定苯扎溴铵的指示剂。滴定开始时，苯扎溴铵与溴酚蓝结合，生成蓝色化合物。滴定近终点时，溴酚蓝指示剂则逐渐从蓝色化合物中被四苯硼酸置换而游离出来，因其不溶于氯仿而转入碱性水层，在振荡摇晃下，氯仿层的蓝色消退而碱性水层呈现淡紫色，即为滴定终点。

由上述反应，可根据四苯硼钠的消耗量计算出苯扎溴铵含量：

$$苯扎溴铵含量（g/g 或 g/ml）= CV_{stp} \times \frac{0.3984}{m或V} \times 100\%$$

式中：C 是四苯硼钠标准溶液的浓度（mol/L），V_{stp} 是四苯硼钠标准溶液的滴定使用体积（ml），m 是碘量瓶中所含苯扎溴铵样品质量（g），V 是碘量瓶中所含苯扎溴铵原液体积（ml），0.3984是与 1ml 1mol/L 四苯硼钠标准溶液相当的苯扎溴铵的质量（g）。

实验材料

实验器材：100ml 碘量瓶，称量瓶，量筒，50ml 烧杯，容量瓶 100ml，酸式滴定管，移液管 25ml，吸耳球，棕色试剂瓶，滤

实验记录页

纸，0.0001g 电子天平。

实验试剂：配制氢氧化钠试液（4.3g 氢氧化钠加蒸馏水溶解成 100ml 溶液），溴酚蓝指示液（0.1g 溴酚蓝加 0.05mol/L 氢氧化钠溶液，溶解，再加蒸馏水至 200ml），氯仿，0.02mol/L 四苯硼钠滴定液（配制并标定），苯扎溴铵待测消毒液。

实验流程

1. 精密称取样品适量（液体样品取适量体积），使其相当于苯扎溴铵约 0.25g（溶液 5ml），置 250ml 碘量瓶中。

2. 加蒸馏水 50ml 与氢氧化钠试液 1ml，摇匀。

3. 向以上步骤的样本混合液中加溴酚蓝指示液 0.4ml 与氯仿 10ml。

4. 用四苯硼钠滴定液（装入 50ml 酸式滴定管中）滴定，边滴边摇匀，接近终点时需要强烈振荡。待氯仿层的蓝色消失，记录四苯硼钠滴定液用量。

5. 重复测 3 次，取 3 次的平均值进行以下计算。

6. 因 1mol/L 四苯硼钠滴定液 1ml 相当于 0.3984g 苯扎溴铵，按下式计算其含量：

$$X\ (\%) = \frac{C \times V_{stp} \times 0.3984}{m} \times 100\% \tag{1}$$

$$X\ (\mathrm{g/L}) = \frac{C \times V_{stp} \times 0.3984}{V} \times 1000 \tag{2}$$

式中：X 为苯扎溴铵含量（% 或 g/L），C 为四苯硼钠滴定液的浓度（mol/L），V_{stp} 为四苯硼钠滴定液样品与空白体积差（ml），m

实验记录页

为碘量瓶中苯扎溴铵质量（g），V 为碘量瓶中含苯扎溴铵原液体积（ml）。

注：（1）式为固体样品中苯扎溴铵含量；（2）式为液体样品中苯扎溴铵含量。

溶液配制

四苯硼钠 ［(C₆H₅)₄BNa］滴定液

1. 配制 0.02mol/L 四苯硼钠滴定液时，称取四苯硼钠 7.0g，加蒸馏水 50ml，振摇使溶解。加入新配制的氢氧化铝凝胶（取三氯化铝 1.0g，溶于 25ml 蒸馏水中）。在不断搅拌下缓缓滴加氢氧化钠试液至 pH 为 8~9，与氯化钠 16.6g，充分搅拌均匀。然后，加蒸馏水 250ml，振摇 15min。静置 10min，过滤。取滤液，并滴加氢氧化钠试液至 pH 为 8~9，再加蒸馏水稀释至 1000ml，摇匀。

2. 标定浓度时，精确量取本液 10.0ml，加醋酸-醋酸钠缓冲液（取无水醋酸钠 20g，加蒸馏水 300ml 溶解。加溴酚蓝指示液 1ml 与冰醋酸 60~80ml，至溶液从蓝色变为纯绿色，再加水稀释至 1000ml，pH 3.7）10ml 与溴酚蓝指示液 0.5ml。用 0.01mol/L 烃铵盐滴定液滴定至蓝色。同时作不含本液的空白实验滴定。因 1mol/L 四苯硼钠滴定液 1ml 相当于 1mol/L 烃铵盐滴定液 1ml，故可按下式计算其浓度：

$$C(\text{mol/L}) = \frac{(V_1 - V_2) \times C_1}{V}$$

实验记录页

式中：C 为四苯硼钠滴定液浓度（mol/L），V_1、V_2 样本组与空白组用去烃铵盐体积（ml），C_1 为烃铵盐滴定液浓度（mol/L），V 为量取四苯硼钠滴定液的体积（ml）。

第二节 苯扎氯铵有效含量的测定

实验目的

1. 了解苯扎氯铵有效含量的测定原理。

2. 掌握苯扎氯铵有效含量的测定方法。

实验原理

该实验采用氧化还原反应滴定法。

碘酸钾难溶于水，而溶于盐酸中，因此在盐酸溶液中滴定。在过量碘酸钾（氧化剂）氧化作用下析出游离碘而显棕色。根据碘酸钾滴定液用量，计算苯扎氯铵含量。

因 1mol/L 碘酸钾标准溶液相当于 0.7080g 苯扎氯铵，故可按照以下公式计算过氧化氢含量：

$$苯扎氯铵（g/g 或 g/ml）= CV_{pp} \times \frac{0.7080}{V 或 m} \times 100\%$$

式中：C 是碘酸钾标准溶液的浓度（mol/L），V_{pp} 是碘酸钾标准溶液的体积（ml），V 是碘量瓶中所含苯扎氯铵样品体积数（ml），m 是碘量瓶中所含苯扎氯铵样品质量（g）。

实验材料

实验器材：100ml 碘量瓶，具塞锥形瓶，量筒，50ml 烧杯，

实验记录页

容量瓶 100ml，酸式滴定管，移液管 25ml，吸耳球，分液漏斗，滤纸，0.0001g 电子天平。

实验试剂：0.1mol/L 氢氧化钠溶液，50g/L 碘化钾溶液，氯仿，盐酸，0.05mol/L 碘酸钾滴定液（配制并标定），苯扎氯铵待测消毒液。

实验流程

1. 精密称取样品适量（液体样品取适量体积），使其相当于苯扎氯铵约 0.5g，置烧杯中，用蒸馏水 35ml 分 3 次洗入 250ml 分液漏斗中。

2. 加 0.1mol/L 氢氧化钠溶液 10ml 与氯仿 25ml，精密加入新配制的 50g/L 碘化钾溶液 10ml，振荡，静置使其分层，弃去氯仿层。水层用氯仿提取 3 次，每次 10ml。然后，弃去氯仿层，水层移入 250ml 具塞锥形瓶中，用蒸馏水约 15ml 分 3 次淋洗分液漏斗，合并洗液与水液。

3. 加盐酸 40ml，放冷，用碘酸钾滴定液（装于 25ml 滴定管中）滴定至淡棕色，加氯仿 5ml，继续滴定并剧烈振摇至氯仿层无色，记录碘酸钾滴定液用量，并将滴定结果用空白实验校正。重复测 3 次，取 3 次的平均值进行以下计算。

4. 因 1mol/L 碘酸钾滴定液 1ml 相当于 0.7080g 苯扎氯铵，故可按下式计算其含量。

$$X(\%) = \frac{C \times V_{st} \times 0.7080}{m} \times 100\% \qquad （1）$$

实验记录页

$$X(\mathrm{mg/L}) = \frac{C \times V_{st} \times 0.7080}{V} \qquad (2)$$

式中：X 为苯扎氯铵（% 或 mg/L），C 为碘酸钾滴定液的浓度（mol/L），V_{st} 为滴定中用去碘酸钾滴定液的体积（ml），m 为苯扎氯铵样品质量（g），V 为苯扎氯铵样品体积（ml）。

注：（1）式为固体样品中苯扎氯铵含量；（2）式为液体样品中苯扎氯铵含量。

溶液配制

碘酸钾（KIO₃）滴定液

配制 0.05mol/L 碘酸钾滴定液时，将基准碘酸钾在 105℃干燥至恒重后，精密称取 10.700g，置 1000ml 容量瓶中。加适量蒸馏水使其溶解，再稀释至刻度，摇匀，即得。

实验记录页

第四章 紫外线消毒效果评价

紫外线（ultraviolet ray，UV）是比紫光波长较短的电磁波，位于 X 线和可见光之间，波长为 100～380nm。为探讨 UV 的生物学效应，可按照其波长划分为 320～400nm（UVA）、290～319nm（UVB）和 190～289nm（UVC）三段，分别称为长（近）波 UV、中波 UV 和短（远）波 UV。在 UV 的电磁波段内，UVA 和 UVB 的光量子能量相对较低，单独照射时对单细胞生物的灭活作用明显弱于 UVC。UVC 属于非电离辐射，不能引起物质分子的电离，只能使原子、分子振动或电子能级的状态发生改变，但是 UVC 对单细胞生物具有杀伤作用，尤其是 240～280nm 段是最佳杀菌波段，其中 253.7nm 的 UV 杀菌能力最强，因此该波段被设计为紫外线消毒用灯的灯源波长。

作为一种消毒技术，紫外线消毒技术的杀菌谱最广，可以杀灭多种微生物，包括细菌、真菌、病毒、立克次体、螺旋体、原虫、藻类等。但是，不同种类的微生物对 UV 照射的敏感性不同，灭活剂量相差较大。根据微生物对 UVC 的抗力大小，从强到弱，大致排序为真菌孢子、细菌芽孢、非脂质包膜病毒、脂质包膜病毒、细菌繁殖体。与化学消毒剂相比，紫外线消毒具有很多优点，如不产生有毒有害产物、无噪声、没有二次污染，设备占地面积小、运行维护简单、费用低，消毒效果受温度、pH 等影响小。

实验记录页

实验目的

测定紫外线灯对物体表面的微生物（细菌繁殖体）杀灭作用。

实验原理

UVC 的照射能够导致生物细胞内核酸突变，如核酸键和链的断裂、股间交联，嘧啶二聚体与嘧啶水化产物等形成，使核酸复制、转录封锁及蛋白质的合成受到阻碍，从而改变了细胞核酸的生物活性，使微生物自身不能复制，这种紫外线损伤也是致死性损伤。

实验材料

实验器材：酒精灯，接种环，移液管，吸耳球，无菌试管，培养皿，玻片，平皿，紫外线灯，37℃恒温箱，电动混匀仪。

实验试剂：大肠杆菌（*Escherichia coli*）8099 冻干菌，营养肉汤，PBS，琼脂培养基，斜面培养基。

实验流程

1. 细菌繁殖体悬液制备

（1）取大肠杆菌 8099 冻干菌种管，在无菌操作下打开，以毛细吸管加入适量营养肉汤，轻柔吹吸数次，使菌种熔化分散。

（2）取含 5.0～10.0ml 营养肉汤试管，滴入少许菌种悬液，置 37℃培养 18～24h。用接种环取第 1 代培养的菌悬液，划线接种于营养琼脂培养皿上，于 37℃培养 18～24h。

（3）挑取上述第 2 代培养物中典型菌落，接种于营养琼脂斜面培养基，于 37℃培养 18～24h，即为第 3 代培养物。

实验记录页

（4）取菌种第 3 代的营养琼脂斜面培养基新鲜培养物，用 5.0ml 吸管吸取 3.0～5.0ml 稀释液加入斜面试管内，反复吹吸，洗下菌苔。随后，用 5.0ml 吸管将洗液移至另一无菌试管中，用电动混合器混合（振荡）20s，或在手掌上振敲 50 次，以使细菌悬浮均匀。

（5）初步制成的菌悬液，先用细菌浓度比浊测定法粗测其含菌浓度，然后以稀释液稀释至所需使用的浓度。

2. 菌片的制备程序

（1）选用大小为 10mm×10mm 正方形玻片（或培养皿）作为载体（载体于染菌前，应进行脱脂处理。脱脂方法如下：①将载体放在含洗涤剂的水中煮沸 30min；②以自来水洗净；③用蒸馏水煮沸 10min；④用蒸馏水漂洗至 pH 呈中性；⑤晾干备用）。

（2）载体经压力蒸汽灭菌后，使用滴染法染菌。使用移液器吸取 10μl 含菌量约为 $1×10^8$～$5×10^8$cfu/ml 的菌悬液，逐滴加样在制备好的载体上，并用接种环涂匀整个载体表面。滴染菌液后，染菌载体可置 37℃恒温箱内干燥（20～30min），或置室温下自然阴干后再使用。

3. 菌片放置位置　将菌片平置于无菌平皿中勿重叠堆放，放于 30W 灯管紫外线灯下方垂直距离 1m 的中心处进行照射。

4. 照射分为 3 个时间组，同时每个照射时间应该设立一个实验组和两个对照组：实验组（菌片）放置在紫外线灯下进行照射；阳性对照组（菌片对照）与阴性对照组（培养基对照）两个

实验记录页

对照组放在同室温下。

5. 等待实验组照射消毒时间完毕后，立即将菌片分别放入含 5.0ml PBS 试管中，电动混匀器振荡 20s 或各振敲 80 次。随后进行活菌培养计数。

6. 实验重复 3 次，每次实验中的阳性对照菌片，检测回收菌量均应在 $5 \times 10^5 \sim 5 \times 10^6$ cfu/片，阴性对照组应无菌生长。

7. 各次实验对细菌繁殖体的杀灭对数值进行计算，用以评价不同时间下紫外线对于细菌繁殖体的消毒效果。

实验记录页

第五章　不同温度下消毒剂的
杀灭时间实验

实验目的

基于细菌定量杀灭实验，在实验室内测定消毒剂或消毒方法杀灭悬液中或载体上细菌繁殖体的剂量效应关系。

本章节以含氯消毒剂为例进行实验步骤介绍。

实验材料

实验器材：恒温金属浴，酶标仪，无菌试管，培养皿，移液器，无菌吸管，37℃恒温箱，酒精灯，接种环，涂布棒，电动混匀仪，计时器。

实验试剂：制备大肠杆菌悬液，含氯消毒剂，消毒剂稀释用硬水，去除残留消毒剂的中和剂（中和肉汤），有机干扰物（3% BSA溶液），胰蛋白胨大豆琼脂（TSA）培养基。

实验流程

规定在不同温度下4℃、10℃、20℃、30℃、40℃使用消毒剂进行消毒定量实验。

1. 实验分组　实验组为配制一定使用浓度的含氯消毒剂（无特殊说明者，一律使用无菌硬水配制）；对照组为使用的配制稀释消毒剂硬水。

2. 配制实验用菌悬液，浓度为$1 \times 10^8 \sim 5 \times 10^8$cfu/ml。

实验记录页

3. 使用消毒实验用无菌试管，先加入 0.5ml 实验用菌悬液，再加入 0.5ml 有机干扰物质，混匀，置于设定的 5 组温度中（实验操作需要放置在恒温金属浴中进行，以保证反应温度的准确性），在设置的时间后，用无菌吸管吸取上述浓度消毒剂 4.0ml 注入其中，迅速混匀并立即计时。

4. 待实验菌与消毒剂相互作用至各预定时间，分别吸取 0.5ml 实验菌与消毒剂混合液加于 4.5ml 经灭菌的中和剂中，以消除消毒剂对试管中的实验菌悬液继续作用，随后混匀。

5. 各管实验菌与消毒剂混合液加中和剂作用 10min 后，分别吸取 1.0ml 样液，按活菌培养计数方法测定存活菌数，每管样液接种 2 个平板即可。如平板上生长的菌落数较多时，可进行系列 10 倍稀释后，再进行活菌培养计数。

6. 同时用稀释液代替消毒剂，进行平行实验，作为对照。

7. 所有实验样本均在 37℃ 恒温箱中培养，对细菌繁殖体培养 48h 观察最终结果。

8. 实验重复 3 次，计算各组的活菌浓度（cfu/ml），并换算为对数值（N），然后按下式计算杀灭对数值。

杀灭对数值（KL）＝对照组平均活菌浓度的对数值（N_o）
－实验组活菌浓度对数值（N_x）

计算杀灭对数值时，取小数点后两位值，可以进行数字修约。如果消毒实验组消毒处理后平均菌落数，小于等于 1 时，其杀灭对数值，即大于等于实验前对照组平均活菌浓度的对数值。

实验记录页

　　将一定量的细菌悬液暴露于设计浓度的消毒剂中，在特定温度下作用至规定时间后，向细菌与消毒剂的混合物中加入中和剂，并接种于营养琼脂平板，培养后计算菌落数。以存活的菌落数与最初加入的菌数比较，计算杀灭效果。

实验记录页

第六章 不同消毒对象消毒效果评价

第一节 空气消毒效果评价方法

实验目的

验证化学消毒剂对空气实用消毒效果评价。

实验材料

实验器材：超低容量喷雾器，多级筛孔空气撞击式采样器，酒精灯，无菌涂布棒，培养皿，恒温箱。

实验试剂：琼脂培养基，琼脂培养液，化学消毒剂（配制使用浓度）。

实验流程

空气定量杀菌现场实验，可选择一间 $15\sim20m^3$ 房间内进行。喷雾装置可选择超低容量喷雾器。空气采集装置使用多级筛孔空气撞击式采样器。

在正式空气消毒前，应先进行预实验，了解所测消毒剂对细菌的杀菌能力和消毒剂喷雾装置的喷洒用量。

1. 根据使用时的实际情况，选择有代表性房间并在室内无人情况下（关闭门窗）进行消毒效果观察。

2. 在消毒处理前，使用多级筛孔空气撞击式采样器进行室内空气中自然菌采样，样本作为消毒前对照组，消毒处理作用

实验记录页

30min 后再重复一次采样操作，样本作为消毒后的实验组。

3. 采样时，采样器置房间中央，距离地面 1.0m 高度处，采样点数量设计为 5 处，房间面积＞10m²，每超过 10m² 增设一处采样点。

4. 将采样前和采样后的标本进行接种后，放置 37℃恒温箱 48h 培养，对菌落数进行计数。

5. 因空气消毒现场实验环境条件复杂，影响因素较多，无法准确测定空气的自然沉降率，因此，消毒效果的评价只按照所得消亡率（自然沉降和消毒处理中杀菌的综合效果）做出验证结论。

6. 实验重复 3 次或以上。计算每次的消亡率。

$$消亡率 = \frac{消毒前样本平均菌数 - 消毒后样本平均菌数}{消毒前样本平均菌数} \times 100\%$$

对无人室内进行空气消毒，每次的自然菌消亡率均≥90%，为消毒效果合格。另外，还应使室内空气中细菌总数不超过国家容许标准。

举例：一无人手术室，消毒前采样，空气中的平均含菌量为 5000cfu/m³。用某消毒剂喷雾对室内空气消毒 30min 后采样，含菌量减至 50cfu/m³。该消毒剂处理 30min 后，室内空气中自然菌的消亡率可按下法计算：

$$消亡率 = \frac{5000 - 50}{5000} \times 100\% = 99.00\%$$

该消毒剂作用 30min，可使房间内空气中自然菌的消亡率达 99.00%。

实验记录页

注意事项：

（1）实验时，现场房间应防止日光直射，以免造成杀菌作用不稳定。

（2）每次实验完毕，实验房间应充分通风。必要时消毒冲洗，间隔 4h 后方可做第二次实验。

（3）注意记录实验过程中的温度和相对湿度，以便分析对比。

（4）所采样本应尽快进行微生物检验，以免影响结果的准确性。

第二节　一般物体表面消毒效果评价方法

实验目的

用于鉴定消毒剂对人工污染于一般物体表面细菌的杀灭作用，以验证该消毒剂对上述表面消毒的使用剂量。

实验材料

实验器材：无菌棉拭，酒精灯，培养皿，恒温箱。

实验试剂：大肠杆菌（8099）菌悬液，检测菌量应在 $1.25 \times 10^7 \sim 1.25 \times 10^8$ cfu/样本（相当于 $5 \times 10^5 \sim 5 \times 10^6$ cfu/cm^2），磷酸盐缓冲液（PBS，0.03mol/L，pH 7.2），稀释液（含 0.1% 吐温 80 的 PBS），中和剂，胰蛋白胨大豆琼脂培养基，化学消毒剂（配制使用浓度）。

实验记录页

实验流程

1. 以人工染菌实物如桌面、地面、墙壁等为消毒对象。在无特殊要求情况下，可以木制桌面为代表，进行消毒效果观察。

2. 每次实验，物品表面测试 30 个样本。

3. 染菌时，选物品较平的部位，使用无菌棉拭蘸以菌悬液均匀涂抹被试表面的 60 个区块（各为 5.0cm×5.0cm 的区域），其中 30 个区块作为实验区，30 个区块作为阳性对照区，待菌液自然干燥后进行后续实验。

4. 阳性对照组　将无菌棉拭于含 5ml 稀释液试管中蘸湿，对 30 个对照组区块涂抹采样，每区块横竖往返各 8 次。采样后，以无菌操作方式将棉拭采样端剪入原稀释液试管内，振打 200 次，作用 10min，用稀释液做适当稀释。

5. 实验组　将消毒剂喷雾或涂擦于物体表面进行消毒。消毒后，将无菌棉拭于含 5ml 中和剂试管中蘸湿，分别对 30 个消毒区块进行涂抹采样，每区块横竖往返各 8 次。采样后，以无菌操作方式将棉拭采样端剪入原中和剂试管内，振打 200 次，作用 10min，必要时用中和剂作适当稀释。

6. 实验结束后，将用过的同批次中和剂、稀释液各 1.0ml 接种培养基，作为阴性对照组样本。

7. 将实验组消毒样本、阳性对照组和阴性对照组，每份吸取 1.0ml，以琼脂倾注法接种，每个样本接种 2 个平板，放 37℃恒温箱中培养 48h，观察最终结果。

实验记录页

8. 计算杀灭对数值。

9. 实验重复 3 次，阳性对照组菌数符合要求，阴性对照组无菌生长，所有样本的杀灭对数值均≥3.00，可判为消毒合格。

注意事项：

（1）实验接种操作必须采取严格的无菌技术。

（2）每次实验均须设阳性对照和阴性对照，绝不可省略。

（3）消毒前后采样（消毒实验组和阳性对照组），不得在同一区内进行。

（4）棉拭涂抹采样较难标准化，为此应尽量使棉拭的大小、用力的均匀度、吸取采样液的量、洗菌时敲打的轻重等先后一致。

（5）现场样本须及时检测。室温存放不得超过 2h，否则应置4℃冰箱内，但亦不得超过 4h。

第三节　水消毒效果评价方法

实验目的

检测化学消毒剂对天然水体的杀菌效果，以验证其对水体消毒是否达到卫生合格标准。

实验材料

实验器材：无菌试管，无菌三角烧瓶，培养皿，微孔滤膜滤器和滤膜（滤膜孔径为 0.45～0.65μm，滤膜大小示滤器型号确定，目前常用有直径为 35mm 和 47mm 两种），恒温水浴箱，计时器，镊子。

实验记录页

实验试剂：品红亚硫酸钠琼脂培养基（远藤培养基），大肠杆菌悬液，中和剂，蒸馏水，无菌生理盐水，化学消毒剂，待测天然水体水样。

实验流程

1. 将现场采集的天然水体标本，不外加污染菌，进行消毒实验，检测消毒前和消毒后的大肠菌群数。

（1）使用无菌吸管取天然水体水样 10ml，注入无菌试管中，按照 10 倍稀释至 10^{-3}，每稀释 1ml 用滤膜过滤，将滤膜贴于远藤培养基（皿）中，37℃培养 24h，计数观察。

（2）取容量为 1L 的无菌三角烧瓶，放入采集的天然水 1L，加入消毒剂后，摇匀，按照设计的不同消毒作用时间，例如 5min、10min、15min、20min 依次倒出水样 250ml，放入有消毒剂中和剂的三角烧瓶中。

（3）消毒后水样，每瓶分别吸取 100ml、10ml 和 1ml 各 2 份，经滤膜过滤，滤膜贴于远藤培养基（皿）上，37℃培养 24h，计数观察。

（4）分别计算出消毒前原水样和消毒后水样大肠菌群平均数，检测结果表示为消毒剂不同作用时间的水体消毒效果评价。

2. 如要探讨不同消毒剂对于水体消毒的速度进行评价，则使用水消毒动力学实验。

（1）将普通琼脂斜面培养的大肠杆菌用灭菌生理盐水配制成大肠杆菌悬液，加入采集的天然水体水样中，确定人工染菌 10^6cfu/L。

实验记录页

（2）取 1000ml 无菌三角烧瓶，放入 1000ml 染菌水样，加入消毒剂，按照设计时间，例如 5min、10min、15min、20min 依次倒出水样 250ml，放入有消毒剂中和剂的三角烧瓶中。

（3）终止消毒后，用滤膜法检验消毒后存活细菌数。分别过滤 100ml、10ml 和 1ml 消毒后水样，滤膜贴于远藤培养基（皿）上，37℃培养 24h，计数观察。

（4）分别计算出原水样中大肠杆菌平均数（N_0）和消毒后存活的大肠杆菌数（N_t），$\lg \dfrac{N_t}{N_0}$ 和对应的时间呈现指数曲线趋势，因此计算细菌存活率曲线以 $\lg \dfrac{N_t}{N_0} = -Ktm$ 进行拟合。K 为杀菌速度常数，t 为消毒剂作用时间，m 为时间 t 的指数。

（5）求出细菌存活曲线回归方程，然后进行拟合优度检验，根据统计学进行回归系数 t 检验，比较不同消毒剂之间杀菌速率的差异。

3. 滤膜法检验大肠杆菌数

（1）将纤维滤膜在蒸馏水中煮沸消毒 3 次，每次 15min。每次煮沸后需更换蒸馏水洗涤 2～3 次，以除去残留溶剂。

（2）将滤器用压力蒸汽灭菌（121℃，20min），也可用酒精火焰灭菌。

（3）用无菌镊子夹取无菌的滤膜边缘，将粗糙面向上，贴放在已灭菌滤器的滤床上，稳妥地固定好滤器。取一定量待检水样（稀释或不稀释）注入滤器中，加盖，打开抽气阀门，在负压

实验记录页

0.05MPa 下抽滤。

（4）水样滤完后，再抽气约 5s，关上滤器阀门，取下滤器。用无菌镊子夹取滤膜边缘，移放在品红亚硫酸钠琼脂平板上（远藤培养皿），滤膜截留细菌面向上。滤膜应与培养基完全紧贴，当中不得留有气泡，然后将平板倒置，放入 37℃恒温箱内培养 24h。

（5）观察结果和计数：计数滤膜上生长带有金属光泽的黑紫色大肠杆菌菌落，并计算出染菌水样中含有的大肠杆菌（cfu/100ml）。

$$大肠杆菌数（cfu/100ml）= \frac{滤膜上菌落数 \times 稀释倍数}{被检水样体积（ml）}$$

第四节　土壤消毒效果评价方法

实验目的

检测使用化学消毒剂以喷洒方式对土壤进行消毒，对比不同作用时间或不同浓度消毒剂对土壤消毒效果的评价。

实验材料

实验器材：500ml 烧杯，喷壶，无菌药匙，保鲜膜，壤土，恒温箱，酒精灯，无菌涂布棒，微生物标本采样管（含中和剂），培养皿，电动混匀仪。

实验试剂：琼脂培养基，中和剂，消毒剂配制使用硬水，大肠杆菌（8099）菌悬液（$5 \times 10^8 \sim 5 \times 10^9$cfu/ml），化学消毒剂。

实验记录页

实验流程

1. 配制大肠杆菌悬液，使其菌液浓度达到 $5 \times 10^8 \sim 5 \times 10^9$ cfu/ml，以待后续土壤染菌使用。

2. 称量 800g 土壤样品放置于 500ml 烧杯中，保持土壤表面平整。

3. 使用配制好的大肠杆菌悬液利用喷壶对土壤表面进行染菌，每烧杯消耗染菌悬液体积 2ml。

4. 消毒操作前，使用无菌药匙梅花形采样法，在土壤表面进行土壤采样，每烧杯土壤采样 5 个点，分别保存于微生物标本采集管中，作为阴性对照。

5. 实验组　使用喷壶将配制好的化学消毒剂溶液对土壤表面进行喷洒方式消毒，作用消毒时间，如 30min。

6. 阳性对照组　使用喷壶将配制消毒剂的硬水使用同步骤 5 的方法进行喷洒，作用同样时间。

7. 分别对实验组和阳性对照组，使用梅花形采样法，在土壤表面进行采样，每个土壤表面采样 5 个点，土壤样本保存于微生物标本采样管中。

8. 将实验组、阳性对照组和阴性对照组的采样管，使用电动混匀仪将其振荡混匀，分别接种于无菌琼脂培养皿中，放于 37℃恒温箱中，24～48h 培养后，计数观察。

9. 计算杀灭对数值。

以杀灭对数值判断评估不同消毒剂或不同消毒时间对土壤的消毒效果。

附　　录

附录一　活菌培养计数技术

测定细菌悬液、菌片、采样液等样本中含有活菌的数量。

实验器材与实验试剂：试管，刻度吸管（1.0ml、5.0ml），培养皿，恒温箱，电动混匀仪，稀释液，营养琼脂培养基。

操作流程：活菌培养计数统一使用倾注法。

（1）对菌悬液可直接进行培养计数。对菌片、采样棉拭与小型固体样本等，应将其上的细菌洗下成为菌悬液后进行培养计数。洗菌时，一般以稀释液为洗液。具体方法如下：取含 5.0ml 稀释液无菌试管，对菌片或小型固体样本直接投入即可，对棉拭则将其采样端剪入管内，每管一份样本。而后，用电动混匀仪混合 20s（或在手掌上用力振敲 100 次），将菌洗下形成菌悬液。以上操作应严格按无菌要求进行。

（2）将试管按需要数量分组排列于试管架上，每管加入 4.5ml 稀释液。各组由左向右，逐管标上 10^{-1}、10^{-2}、10^{-3}……。

（3）将菌悬液样本再用电动混匀仪混合 20s（或在手掌上用力振敲 100 次），随即吸取 0.5ml 加至 10^{-1} 管内。

（4）将 10^{-1} 管依前法用电动混匀仪混合 20s（或在手掌上用力振敲 100 次），混匀，再吸取出 0.5ml 加入 10^{-2} 管内。如此类推，直至最后一管。必要时，还可作某稀释度的 1∶1 或 1∶4 稀释。

（5）选择适宜稀释度试管（以预计生长菌落数每平板为15～300cfu者为宜），吸取其中混合均匀的悬液1.0ml加于无菌培养皿内。每一稀释度接种3个培养皿。一般需接种2～3个不同稀释度。培养皿加样前，应先按组编号，以免弄混。

（6）将冷至40～45℃的熔化营养琼脂培养基，倾注于已加入样液的培养皿中，每培养皿15～20ml。

（7）将培养皿盖好，即刻轻轻摇动混匀，平放于台上。待琼脂凝固后，翻转培养皿，使底向上，置37℃恒温箱内培养。

（8）每日观察细菌生长情况。培养至规定时间（细菌繁殖体为48h，白念珠菌与细菌芽孢为72h），计数最终结果的菌落数。

（9）对菌片和采样棉拭洗液的活菌培养计数，先按各实验要求处理（如去除残留消毒剂等），而后取其最终样液按上法进行培养计数。

（10）计数菌落时，一般以肉眼观察，必要时用放大镜检查。以菌落数在15～300cfu的平板为准，每个稀释度3个平板生长菌落数全合乎上述标准，则以该3个平板的菌落平均值作为结果；若有2个符合上述标准，则以该合格的两个平板菌落的平均值为结果。但对黑曲霉菌活菌计数及杀灭实验时，平板菌落数应在15～100cfu。

对估计菌量极少的样本（如消毒处理后样本），在培养计数时可不作稀释，即使平板菌落数未达15cfu时，亦可用其计算最终结果。

将求得的平均菌落值，再乘以稀释倍数，即得每毫升原样液中的菌量。菌量单位为cfu。

附录二　消毒剂浓度试纸鉴定实验

通过检测消毒剂浓度试纸（下简称试纸）颜色反应情况与溶液中消毒剂浓度相关程度，以作为对其应用做出评价。

测定分组

鉴定中，应根据试纸使用说明书所列可测试消毒剂种类分别进行测试。测试中，取比色卡上所示标准色块中的高、中、低3个浓度作为3个组。对每种消毒剂，每组浓度测试30个样本。3组的主要有效成分浓度，均应分别用化学滴定法测定。

实验操作流程

（1）配制各种消毒剂的高、中、低3组浓度溶液，并按本书中有关方法测定其主要有效成分浓度。

（2）对各消毒剂浓度组，分别用试纸浸于溶液中，润湿即取出。半分钟后与标准色块比较，确定所测浓度。每条试纸作为1个样本，逐个样本分别进行测定。

（3）将试纸测得的浓度与化学滴定法测得的浓度比较，该组样本总符合率≥90%者为合格。